NATURE ET TRAITEMENT

DU

PSORIASIS

SA GUÉRISON

PAR LES

INJECTIONS ORGANIQUES

AVEC 14 PHOTOGRAVURES DANS LE TEXTE, DONNANT L'ÉTAT DES SURFACES
AVANT, PENDANT ET APRÈS LE TRAITEMENT

Travail communiqué à l'Association française pour l'Avancement des Sciences,
tenue à Caen le 9 Août 1894
et au Premier Congrès Français de Médecine Interne (Lyon, 25 Octobre 1894)

PAR

Le Docteur BOUFFÉ

De la Faculté de Médecine de Paris
Membre de la Société de Médecine et de Chirurgie pratiques de Paris
De la Société Médicale de l'Elysée, de la Société Française d'Hygiène
Membre de la Société d'Otologie et de Laryngologie, Membre de la Société d'Hypnologie
et de Psychologie
Membre correspondant de la Société médicale de Lublin (Russie)
etc., etc.

CLERMONT (OISE)

IMPRIMERIE DAIX FRÈRES

3, PLACE SAINT-ANDRÉ, 3

—

1895

NATURE ET TRAITEMENT

DU

PSORIASIS

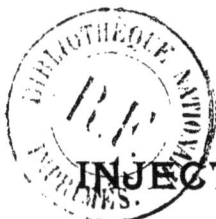

SA GUÉRISON

PAR LES

INJECTIONS ORGANIQUES

AVEC 14 PHOTOGRAVURES DANS LE TEXTE, DONNANT L'ÉTAT DES SURFACES
AVANT, PENDANT ET APRÈS LE TRAITEMENT

~~~~~~~~~~~~~~

Travail communiqué à l'Association française pour l'Avancement des Sciences,
tenue à Caen le 9 Août 1894
et au Premier Congrès Français de Médecine Interne (Lyon, 25 Octobre 1894)

PAR

Le Docteur BOUFFÉ

De la Faculté de Médecine de Paris
Membre de la Société de Médecine et de Chirurgie pratiques de Paris
De la Société Médicale de l'Elysée, de la Société Française d'Hygiène
Membre de la Société d'Otologie et de Laryngologie, Membre de la Société d'Hypnologie
et de Psychologie
Membre correspondant de la Société médicale de Lublin (Russie)
etc., etc.

————————◆————————

CLERMONT (OISE)

IMPRIMERIE DAIX FRÈRES

3, PLACE SAINT-ANDRÉ, 3

—

1895

NATURE ET TRAITEMENT

DU

PSORIASIS

Je désire soumettre au Congrès les résultats de mes recherches sur le Psoriasis, lesquelles m'ont amené à admettre une nature différente de l'affection et une pathogénie tout autres que celles qui lui sont reconnues actuellement. C'est ainsi que j'ai institué un mode de traitement absolument nouveau, qui n'avait jamais été employé contre cette maladie si rebelle et que j'ai pu, sans médicament externe, arriver à traiter avec succès, par la médication exclusivement interne, le Psoriasis présentant depuis la forme la plus discrète (punctata) jusqu'au Psoriasis *nummulaire* le plus étendu.

Tous les malades que j'ai soignés sauf le premier, dont j'ai rapporté l'historique dans un autre travail (1), tous présentaient un psoriasis généralisé à toute la surface du corps.

Le diagnostic avait été fait par nos maîtres en dermatologie, Hardy, Vidal, Besnier, Hallopeau, etc. L'erreur n'était donc pas possible, ces malades ayant, pendant des années, suivi le traitement par la méthode classique : huile de cade, acide crysophanique, gallanol à l'extérieur. A l'intérieur, ils avaient pris des doses considérables d'arsenic, d'iodures et parfois de mercure, ainsi que les alcalins.

Certains avaient fait des saisons d'Eaux. Un d'eux, entre autres, pendant 5 mois durant, avait suivi la méthode du curé Kneipp, eau froide intus et extra(2). Son état était tel qu'il n'existait pas une surface du corps indemne, tête et face comprises, lorsqu'il vint me trouver. Il était recouvert de squames sèches, épaisses qui se reproduisaient sans cesse. Ce malade n'osait plus se montrer.

Un autre de mes malades concerne un ancien infirmier, attaché au pavillon Gabriel, à l'hôpital Saint-Louis, pendant 5 ans. Dégoûté des traitements qu'il avait vu employer, il s'était adressé à moi uniquement parce que je ne faisais aucun traitement externe.

Un jeune homme de 35 ans, atteint de Psoriasis généralisé de-

---

(1) Deux cas de guérison du Psoriasis. *Soc. de méd. et de chir. pratiq.,* séance du 21 décembre 1893.

(2) Voir fig. XI avant le traitement.

puis 20 ans, me demandait de lui débarrasser les mains surtout, que par profession il était obligé de montrer. Sa maladie ne lui avait pas permis de s'établir avantageusement.

Le suicide hantait un cinquième. J'arrête là cette énumération dont je pourrais multiplier les termes.

J'ai rapporté ces faits parce qu'ils montrent l'état moral des malades dont je vais vous entretenir.

Les psoriasiques sont, en effet, des *nerveux*. Tous sont arthritiques ou descendants de souche arthritique ; ce sont des malades subissant des *viciations de la nutrition*, ou qui sont frappés de tare héréditaire.

Ce fait d'observation a été relevé par moi dans toutes mes notes. Je n'ai pas rencontré un seul cas qui ait échappé à cette formule générale qu'on pourrait transformer en loi.

Il reste entendu que nous faisons leur part aux maladies constitutionnelles au cours desquelles on voit évoluer le psoriasis ; mais nous insistons sur ce fait que tous les arthritiques ne sont pas psoriasiques, pas plus que tous les syphilitiques ; le psoriasis restant l'apanage des arthritiques ou syphilitiques névropathes. Le psoriasis est le résultat d'un trouble spécial du système nerveux grand sympathique, comme nous allons le démontrer.

On rencontre dans le psoriasis une *leucocytose* spéciale s'accompagnant de phénomènes généraux relevant de l'affaiblissement des forces physiologiques du système nerveux qui a perdu son rôle de régulateur des fonctions de nutrition, telles qu'une diminution des forces, la difficulté d'obtenir un sommeil réparateur et cet état psychique des malades que traduit l'inquiétude de leur situation : un abattement moral à la moindre contrariété ; enfin, une désespérance marquée quant à leur guérison. De là la difficulté à obtenir d'eux qu'ils suivent un traitement d'une certaine durée.

Ce point nettement mis en évidence, viz, qu'il existe constamment un trouble de la nutrition du système nerveux chez les malades atteints de psoriasis, j'ai été amené à étudier la maladie à ce point de vue nouveau. Laissant de côté le phénomène apparent, c'est-à-dire l'affection cutanée contre laquelle on a en vain lutté jusqu'ici, je résolus d'agir sur le système nerveux *en défaillance* dans cette maladie, comme me l'avait démontré l'observation des malades.

La difficulté à vaincre n'était pas minime, car, s'il est facile de remonter le système nerveux, il fallait, de toute nécessité, éviter de le stimuler à cause du retentissement immédiat, contraire qui se réflétait sur la peau par une augmentation des phénomènes d'irritation et de poussées squameuses.

C'est alors que, frappé des bons effets des injections organiques dans le remontement général de l'organisme, effets qui ne s'accompagnent jamais d'excitation, mais se traduisent, au contraire, par des phénomènes marqués de *sédation nerveuse* telle qu'un besoin irrésistible de sommeil se montre à la suite des premières injections ; c'est alors que je pensai à généraliser cette méthode, en appliquant les injections organiques, et particulièrement le liquide orchitique au traitement des affections cutanées (maladies parasitaires exceptées, bien entendu) qui ne sont pour nous que le reflet extérieur des troubles de fonctionnement du système nerveux, lequel ne préside plus, d'après les conditions physiologiques, à la nutrition du tégument externe.

Les mêmes effets se retrouvent, d'ailleurs, sous l'influence des mêmes causes, sur les muqueuses où nous avons pu observer des ulcérations qu'aucun modificateur local ou général n'avait pu guérir, et qui se comblèrent définitivement sous l'influence des injections organiques, et avec une rapidité d'autant plus frappante qu'antérieurement à leur application, ces ulcérations avaient résisté, deux années durant, à tous les traitements internes ou externes — doses massives d'iodures, d'arsenic, alcalins et même au fer rouge *loco dolenti*. J'en ai rapporté une observation (1).

Je ne décrirai pas le modus faciendi qui est connu ; mais j'insisterai sur certaines particularités dans l'application des injections.

La question de *dosage* et le choix du liquide ont beaucoup plus d'importance qu'on ne le croit généralement. Il faut pratiquer les injections à doses suffisantes, comme tout autre médicament. Ainsi, j'ai été consulté par des malades qui avaient été soumis à une injection de *un demi-centimètre cube* 2 fois la semaine. C'est se préparer un échec certain que de traiter des maladies chroniques, aussi rebelles que le psoriasis, avec des doses aussi minimes. Est-ce par crainte des effets de l'injection ? ou n'est-ce pas plutôt un aveu d'ignorance de cette action? Pourquoi alors ne pas prescrire le sulfate de quinine à 0.10 centigr. dans un accès de fièvre intermittente tenace, rebelle ? Les effets en seront tout aussi nuls que ceux du demi-centimètre cube de liquide.

J'ai pris à dessein cet exemple, afin de démontrer qu'il faut savoir user d'un moyen avant d'en proclamer l'impuissance. Il en est ainsi des injections de liquide orchitique qui, employées à doses voulues, restent le *tonique sédatif par excellence du système nerveux*, lequel retrouve, sous cette influence, son rôle de régulateur de la nutrition. L'organisme présente pour le liquide une tolérance remarquable. On ne saurait trop l'exprimer. Loin donc de craindre les injections orchitiques, c'est par centimètres cubes qu'il faut les appliquer. Les doses varient entre 3 et 10 c.c. *pro die*, répétées 3 à 4 fois par semaine, dans le psoriasis.

Le cas suivant donnera une idée de la tolérance dont je viens de parler. J'ai injecté à une ataxique (qui n'avait pas quitté son lit depuis 5 ans et qui souffrait de douleurs fulgurantes atroces, lesquelles avaient nécessité l'usage quotidien de hautes doses de morphine et conduit cette patiente au morphinisme) *280 cent. cubes* de liquide orchitique double, en 6 semaines, soit une *moyenne de*

(1) Voir *Annales de la Société de méd. et de chir. prat.*, 1er juin 1893.

6 c.c. par jour, sans le moindre accident. Les bénéfices de cette médication furent évidents, puisque la malade retrouva (après suppression complète de la morphine) le sommeil, dès le 5e jour ; sommeil calme, d'une durée de 3 heures d'abord, et qui augmenta très rapidement à 11 heures par nuit. Les forces revinrent et les douleurs fulgurantes disparurent complètement. Je rapporterai l'histoire complète de cette malade dans un autre travail. Si j'ai cité quelques-uns des traits y relatifs, c'est uniquement pour mettre sous les yeux des chiffres qui ont été pour moi d'un grand enseignement. On ne craindra donc pas d'appliquer, selon les indications, les doses nécessaires de liquide (no 2 d'emblée) dans le psoriasis.

Après avoir tâté, pour ainsi dire, la sensibilité du malade, en débutant par 1 c. c. je pousse, les jours suivants, rapidement les doses à 2 et 3 c. c. le 3e jour. Puis, augmentant graduellement encore les doses dans les séances suivantes, j'arrive à injecter au bout du second septénaire, de 6 à 8 c. c., atteignant souvent 10 c.c. après un mois de traitement.

Quelques bains pour adoucir la peau et diminuer la séborrhée, puis un corps gras : c'est-à-dire au bout de 3 à 4 semaines, tels sont les adjuvants que j'emploie concurremment avec le régime recommandé dans les maladies de la peau, pendant la durée du traitement par le liquide.

Sous l'influence de cette médication on voit :

A. 1o La force dynamométrique augmenter dans la proportion de 30 à 50 %, selon les cas.

2o La pression sanguine se relever.

3o Le sommeil apparaître d'une façon souvent impérieuse, chez des malades dormant mal précédemment un très petit nombre d'heures la nuit.

4o En même temps l'appétit et les forces renaissent. La miction est plus abondante et les urines sont colorées. Elles contiennent une plus grande quantité d'urates. La défécation se régularise.

B. *Du côté de la peau* :

1o Aux environs de la 3e injection, le *prurit*, parfois si pénible, cesse le plus souvent. Les malades le font, en général, remarquer au médecin.

2o Entre la 5e et la 7e injection, quelquefois avant ce nombre, la peau au niveau des plaques, présente une légère décoloration. En même temps, l'abondance des squames diminue, ainsi que l'infiltration dermo-épidermique. La peau, prise entre les doigts, est plus souple.

3o Chaque jour ensuite les plaques se détergent, laissant graduellement à nu une surface lisse, rouge d'abord, qui tourne au rosé ensuite et dont la régression vers l'état normal s'accentue de plus en plus.

4º Bientôt la transformation des parties malades, qui s'opère toujours *du centre à la périphérie* des ilôts ou plaques, gagne de proche en proche, le long des troncs nerveux, les surfaces voisines détergées et saines, et la guérison est bientôt réalisée.

5º Lorsque le traitement a été suivi régulièrement, celle-ci est définitive. Je n'ai pas constaté de récidive après 3 années.

C. *Du côté du sang :*

Il existe habituellement dans le psoriasis une *altération du sang*, caractérisée par :

1º Une *diminution des globules rouges* qui, dans plusieurs analyses, s'est constamment montrée inférieure à 4.500.000 et a varié entre ce chiffre et 3.600.000.

2º Les globules rouges présentent, de plus, des *altérations* de diamètre et de consistance.

3º La *teneur en hémoglobine* est *diminuée.*

4º La *leucocytose* est caractérisée dans certains cas par l'*augmentation des cellules eosinophiles*, dans la proportion de 1 à 4, soit 16 à 17 % au lieu de 4 à 5 %.

5º On rencontre également la lymphocytose et l'augmentation des globules polynucléaires. Ces analyses ont été faites par M. Golach, le savant hématologiste. En voici quelques exemples :

Obs. I. — M. E. Psoriasis ponctata généralisé. Homme de 39 ans. Maladie remontant à 8 ans. A été soigné à Saint-Louis plusieurs fois déjà.

L'étude de son sang donne :

1º Nombre des *globules rouges* 4.200.000 au lieu de 5.000.000 par millimètre cube.

2º *Hémoglobine*, légèrement diminuée.

3º Globules *polynucléaires* augmenté, 3 par champ visuel (Zeiss, III, 1 1/2).

Pas de microbes.

Obs. II. — M. X., Psoriasis *nummulaire* chez un homme de 35 ans, remontant à 18 années.

L'étude du sang donne :

1º Globules *rouges* : 4.500.000.

2º » *blancs* : cellules *eosinophiles* extrêmement augmentées. On en compte *18* %, au lieu de 5 à 6.

3º *Lymphocytes* légèrement augmentés.

4º Globules *polynucléaires* légèrement *augmentées*. On en compte 3 par champ visuel au lieu de 2. (Zeiss. Oculaire III, Immersion 1 1/2.)

Pas de microbes.

Obs. III. — M. X., 20 ans. Psoriasis guttata *généralisé.*

1º Globules *rouges*, 4.200.000.

2º *Hémoglobine* diminuée. On trouve des *hématies pâles* et *transparentes.*

3° Globules blancs. Cellules eosinophiles normales, mais *leucocytose* (augmentation des globules polynucléaires, 4 globules polynucléaires par champ visuel).

5° *Lymphocytose.* Hémophilie, hypoplasie.

Pas de microbes.

Ci-jointes, voici quelques photographies des malades prises avant tout traitement, faites ensuite, au cours de celui-ci et après la guérison.

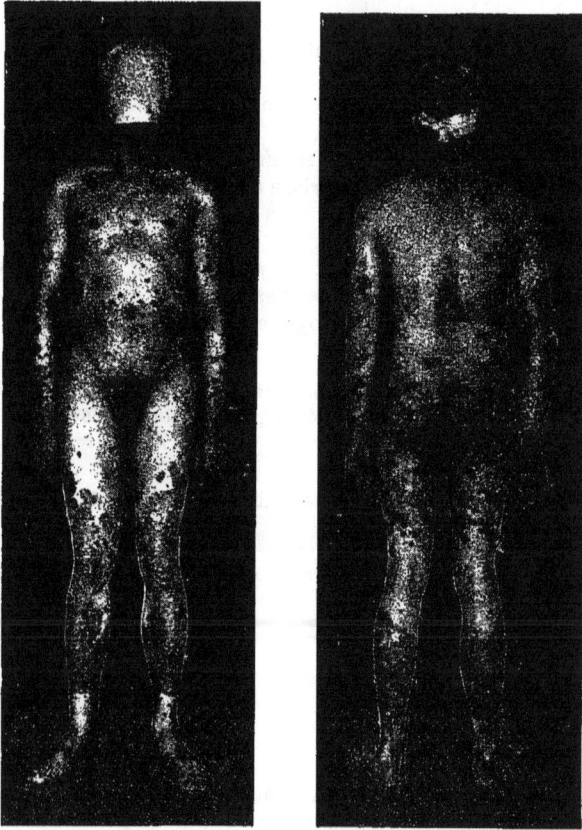

Fɪɢ. 1. — M. X., ingénieur, âgé de 35 ans. Psoriasis généralisé, invétéré, rebelle à tous les traitements. Remonte à 20 ans. Photographie prise avant le traitement. — Guérison après 46 injections. — La peau est actuellement lisse et complètement détergée.

(*Congrès de Lyon*. Oct. 1894.)

Nota. — J'ai eu occasion de revoir plusieurs fois ce malade depuis la cessation du traitement. Il est absolument guéri.

Permettez-nous, de vous entretenir de la *morphologie du sang*, dans le Psoriasis, et de la physiologie pathologique de cette maladie.

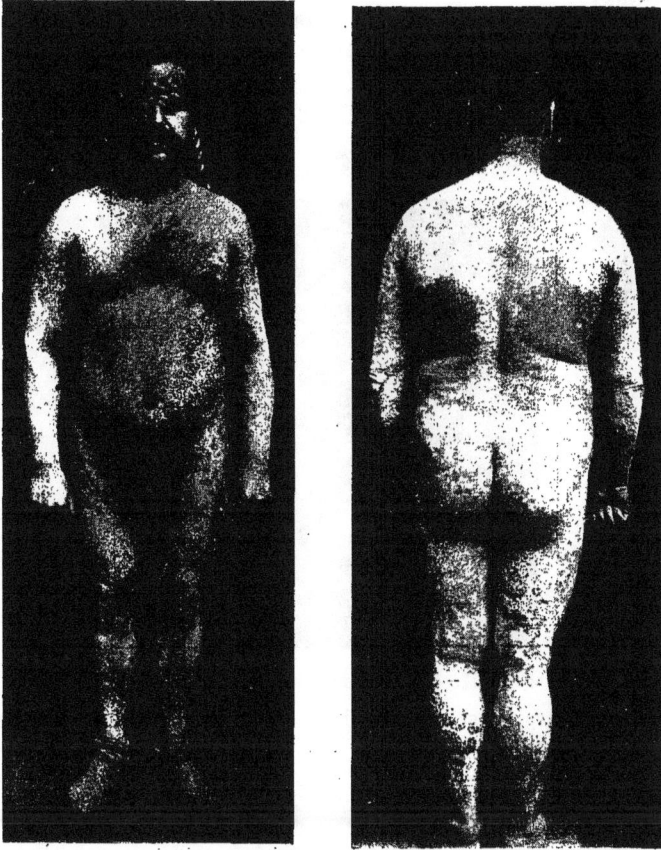

Fig. II. — Psoriasis généralisé remontant à 20 ans en voie de guérison. — Toutes les surfaces du corps étaient couvertes au début du traitement. Ce malade a actuellement reçu 27 injections.

(*Congrès de Caen.* Août 1894.)

Le sang est constitué à l'état normal, en dehors des globules rouges, des hématoblastes et des granulations libres, par plusieurs variétés de leucocytes, dans la proportion suivante :

1° Les cellules lymphocytes qui proviennent des ganglions dans la proportion de 20 % .

2° Les grandes cellules grands mononucléaires de la rate, 6 % .

3° Les globules *polynucléaires* à granulations très fines et irrégulières 70 %.

4° Les leucocytes de Semmer ou cellules eosinophiles 4 % environ.

Ces données établies, que trouvons-nous dans le Psoriasis ?

Une leucocytose, caractérisée par l'augmentation des leucocytes polynucléaires.

2° Une *eosinophilie*, c'est-à-dire l'augmentation des cellules eosinophiles dont la proportion augmente de 4 à 5 % au nombre de 18 %, comme nous l'avons constaté dans un cas.

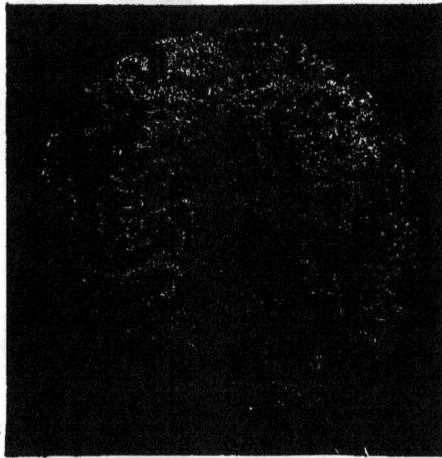

Fig. III. — Cellules eosinophiles du derme.

Dans un travail sur les cellules eosinophiles dans les manifestations arthritiques, travail fait à Vienne en 1892 chez le Prof. Neuser, M. Golach a le premier signalé une augmentation constante dans le pemphigus, la leucocythémie d'origine médullaire ou splénique, l'asthme nerveux essentiel, l'ostéomalacie et les autres manifestations arthritiques, eczéma, urticaire, etc., etc.

La constatation des cellules eosinophiles dans le derme a été faite pour la première fois en 1890 à la clinique du Prof. Kaposi à Vienne, par M. Golach (1) qui, le premier, a constaté la présence de la scissiparité des cellules eosinophiles dans le derme, dans un cas de lymphodermie progressive pernicieuse de Kaposi (2). Voir fig. IV.

Les auteurs que nous venons de citer ont parfaitement établi la relation constante des maladies *eosinophiliques* avec les troubles du système nerveux grand sympathique.

Ces faits scientifiques de première importance éclairent d'un jour

(1) *Wiener klinische Wochenschrift.*
(2) *Archive für Hautkrankheiten u. Syphilis*, 1892.

tout nouveau la pathogénie du Psoriasis et permettent d'affirmer le rôle primordial du système nerveux dans la pathogénie de cette affection *eosinophilique* comme les précédentes.

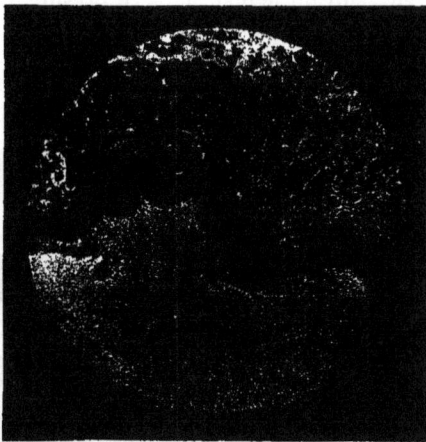

Fɪɢ. **IV**. — Lymphodermie progressive pernicieuse.

Il existe encore une variété de psoriasis, (nous tenons à le signaler ici afin de prendre date) se caractérisant par une *hypoplasie* souvent concomitante, accompagnant la leucocytose et l'eosinophilie, ainsi qu'une *hémophilie*, caractérisée au microscope, d'après Golach, le savant hématologiste, par une *diminution sensible des cellules eosinophiles* et par la prédominance des lymphocytes qui sont la caractéristique des gens faibles, lymphatiques.

La prédominance de ces éléments dans le sang de certains psoriasiques nous ayant paru, d'après nos recherches, avoir une signification particulière, laquelle permettrait de diviser les psoriasiques en deux classes, nous nous contenterons de signaler simplement le fait aujourd'hui, nous réservant de présenter sur cette question un travail spécial.

La découverte par Golach et moi dans le *sang des psoriasiques* des *cellules eosinophiles* qui présentent constamment une *augmentation*, une prolifération, laquelle est sous la dépendance des troubles du système nerveux est venue confirmer notre opinion, quant à l'origine de la maladie qui me permit scientifiquement de la classer dans les affections arthritiques.

Déjà, dès 1893, nous basant sur l'observation des phénomènes cliniques et l'interprétation des poussées cutanées, nous soutenions devant la Société de médecine et de chirurgie pratiques, l'origine nerveuse du Psoriasis.

Si l'on veut réfléchir au rôle du système nerveux, on comprendra les effets constatés.

Le système nerveux distribue à sa guise le sang et l'oxygène,
l'excitation ou l'arrêt, le relâchement ou la contraction muscu-
laire ; il mesure aux tissus leurs matériaux nutritifs, fait circuler
les sécrétions, etc., suivant le plan auquel il préside. C'est à ce système nerveux qu'est conférée non seulement la réglementation
de chaque fonction ; mais leur commune association et dépendance ; c'est par conséquent à lui qu'est dû ce phénomène si frap-
pant de la vie générale (1).

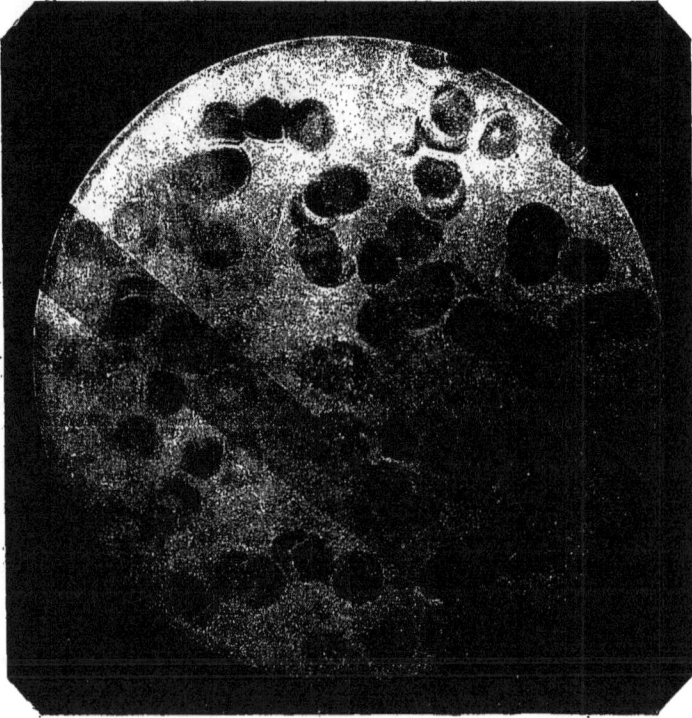

Fig. V. — Cellules eosinophiles du sang.

Et plus loin :

La cellule nerveuse est à l'ensemble général ce qu'est le noyau
à la cellule, etc.

Voici le résumé de 11 observations personnelles :

1° M. X., âgé de 49 ans, *arthritique*, avec manifestations trophiques
articulaires des doigts de mains, de la face interne des lèvres, des
joues, etc.

Guérie depuis 2 ans 1/2.

(1) Armand Gautier, *Chimie biologique*, 1892, p. 780.

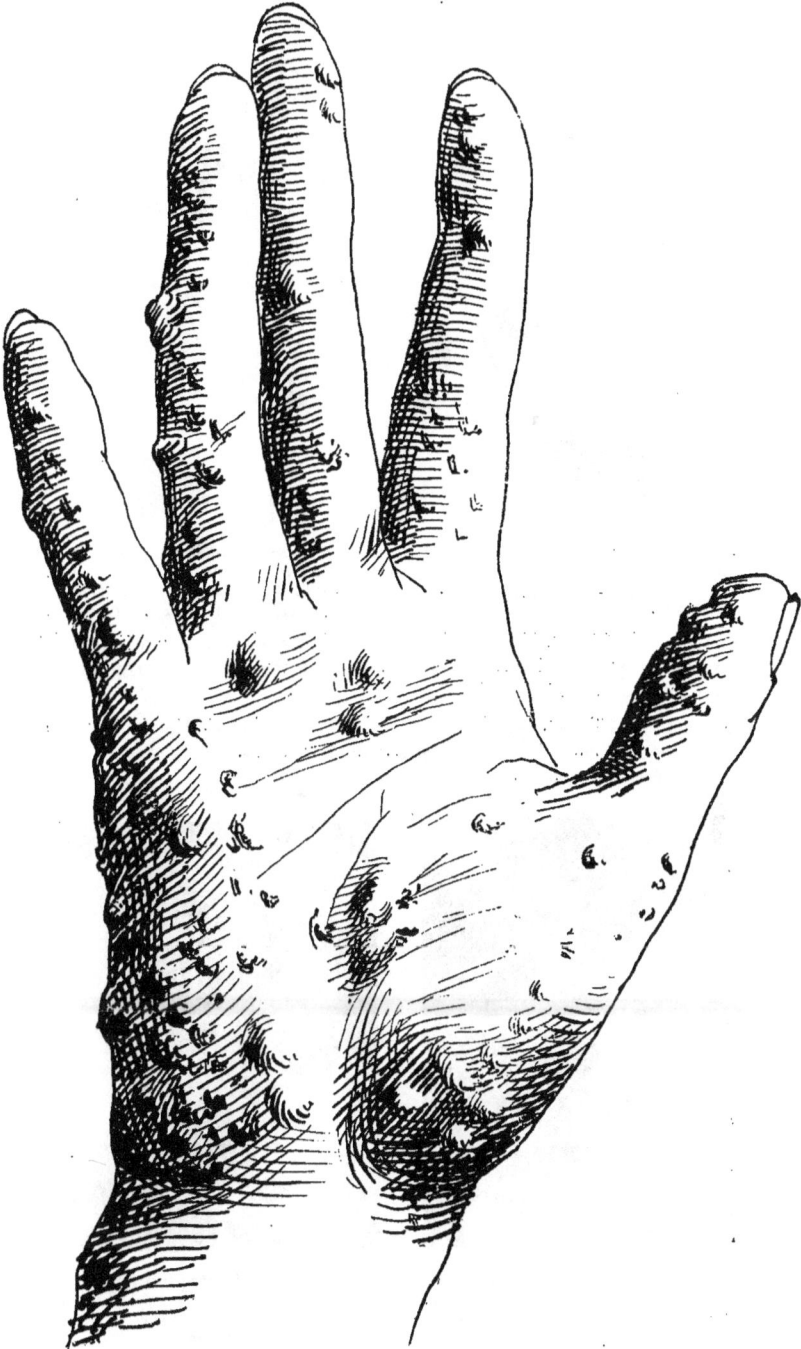

FIG. VI. — Psoriasis punctata du creux palmaire. Avant le traitement.

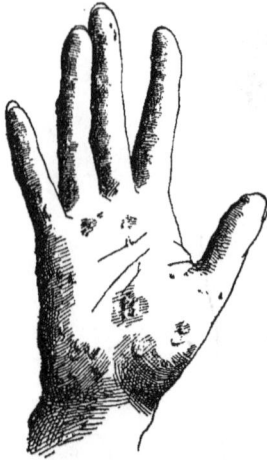

Fig. VII. — Main psoriasique pendant le cours du traitement. Elle est, en partie, détergée.

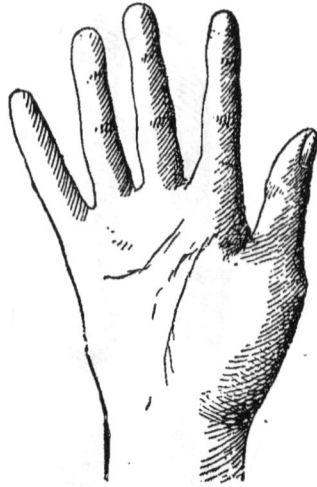

Fig. VIII.—Après la guérison. La main est absolument nettoyée. Il n'existe plus aucune trace de psoriasis après 22 injections.

2° Mme X., 36 ans. *Neurasthénique*, fille de nerveuse qui a elle-même présenté du psoriasis. N. Le *frère* de Mme X. est mort de la maladie d'Addison. — *Guérie depuis 2 ans.*

3° Mme X., 43 ans. Psoriasis généralisé marqué surtout à la tête et à la face depuis 7 ans. *Neurasthénique.* Fig. IX et X.
Guérie depuis 20 mois.

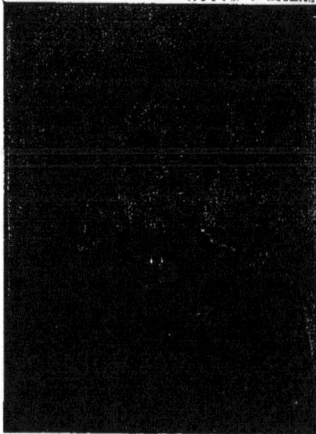

Fig. IX. —Pendant le traitement. Il existe des plaques de psoriasis aux joues, sur le front, à la racine des cheveux; au-dessus des sourcils, sur la face, etc.

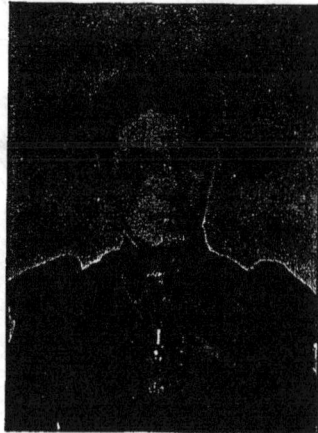

Fig. X. — Photographie après la guérison. Il n'existe plus la moindre trace du psoriasis qui rendait hideuse cette malade.

4° M. X., 56 ans. Psoriasis généralisé punctata chez un *nerveux* fils de père mort de *paralysie générale* à 43 ans et de *mère* atteinte elle-même de *psoriasis*. Grande amélioration au cours du traitement qui a été suspendu à la suite d'un phlegmon.

5° M. X., 35 ans, fils d'*arthritique* qui a souffert de dartres dans la jeunesse et qui est devenu asthmatique ensuite. Ce malade est atteint de psoriasis généralisé depuis 20 ans. A terminé son traitement. Guéri.

6° M. X., 36 ans, fils de *rhumatisant*, extrêmement *nerveux* lui-même et atteint d'*obésité* en même temps que d'un *psoriasis* généralisé depuis 15 ans. En traitement. Grande amélioration.

7° X., 32 ans, psoriasis datant de 11 années. Sa mère, très nerveuse, était atteinte elle-même de psoriasis et 2 de ses frères, sur 11 enfants, sont également atteints de psoriasis, ce qui fait 3 *frères* sur *cinq*. Ce malade à cinq sœurs qui n'ont jamais rien présenté à la peau. Terminé traitement. Guéri.

8° X., 27 ans, fils de mère extrêmement nerveuse ; a un psoriasis très rebelle, *guttata*, généralisé à la face, à la tête et au corps. — Guéri totalement après 37 injections.

9° X., 41 ans, psoriasis *discret* chez un nervoso-sanguin, plaques à la tête et aux jambes. Nervosisme marqué de ce malade à obésité commençante. Guéri depuis 15 mois.

10° M. X., 24 ans, fils d'arthritique à système nerveux très sensible, est atteint depuis 8 ans d'un psoriasis généralisé, diffus. Est l'aîné de 6 enfants dont quatre frères et deux sœurs. Il est seul atteint de cette affection. Psoriasis non séborrhéique excessivement rebelle.

Après une amélioration évidente, temps d'arrêt dans la marche, régressive vers la disparition des manifestations.

Le malade suspend son traitement et essaie le liquide thyroïdien à la dose de *quarante* gouttes 2 à 3 fois par jour.

Il est bientôt pris d'essoufflement, de palpitations, maigrit beaucoup, et effrayé de ces phénomènes, suspend ce traitement qui aurait pu avoir des conséquences graves.

Deux plaques squameuses des bras avaient disparu ; mais le reste du corps peu touché jusqu'ici se recouvre presqu'aussitôt dans toute son étendue de larges plaques nacrées, à surfaces squameuses épaisses et qui s'étendent avec une telle rapidité que M. X. prend la résolution de venir de nouveau se soumettre à ma méthode. Sous son influence, le calme reparut dans cet organisme si profondément troublé. L'amaigrissement cesse, les palpitations disparaissent et le psoriasis entre de nouveau en régression. Les squames se détachent chaque jour, la raideur des membres et de la face se dissipent, les plaques diminuent d'étendue et de rougeur et le malade est en bonne voie de guérison.

11° M. X. appartient à une famille de nerveux. Un frère avait des attaques d'épilepsie. Lui-même est un original, extrêmement nerveux et *obèse*.

Localisation du psoriasis aux membres inférieurs et aux pieds depuis 12 ans. — En traitement.

12° M. X., âgé de 25 ans, fils de mère très nerveuse, migraineuse toute sa vie, est atteint depuis 10 ans d'un psoriasis généralisé *discret*, lequel est apparu après la cessation de phénomènes migraineux dont il a lui-même souffert quelques années. — Guéri après 29 injections.

13° M. X., 55 ans, a souffert d'un psoriasis siégeant dans le dos, il y a 20 ans. Après des fatigues extrêmes, il vit, sous l'influence d'une neurasthénie profonde, survenir de nouveau en janvier une poussée de psoriasis, dont il se croyait débarrassé. — Guéri.

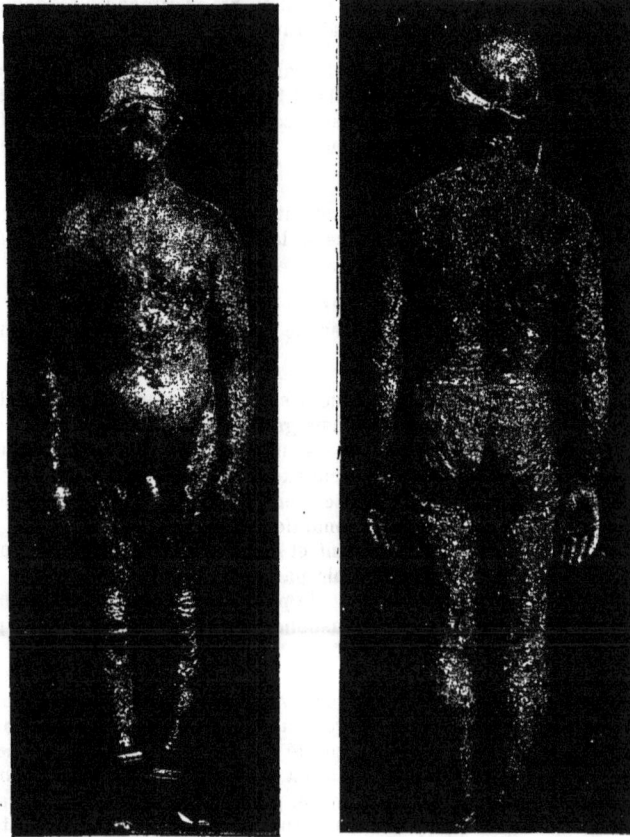

FIG. XI. — Avant le traitement.

La surface du corps est recouverte de squames dures, sèches, épaisses qui se reproduisent sans cesse. Le cou, la face et la tête, sont dans un tel état que le malade n'ose pas les montrer et s'est couvert les yeux d'un bandeau.

14° M. X., 49 ans. Psoriasis nummulaire généralisé à toute la surface du corps remontant à 5 ans. Séborrhée abondante. Quatre mois de traitement, 60 injections de liquide. — Guéri radicalement. Voici ses photographies prises avant le traitement : pendant la durée de celui-ci et après sa guérison. (Voir fig. XI, XII, XIII et XIV.)

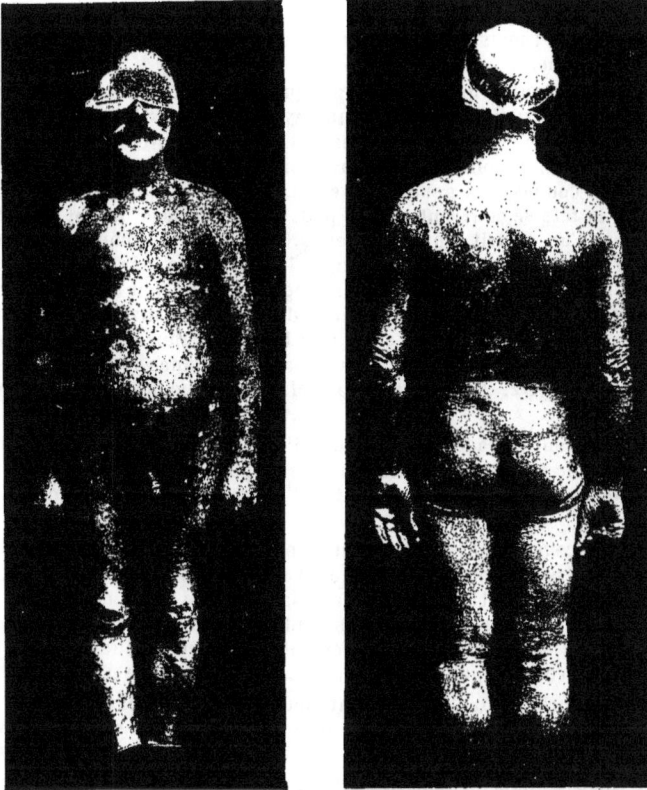

Fig. XII. — Pendant le cours du traitement.

L'amélioration est évidente. Les surfaces se détergent. Les unes (thorax du malade et abdomen) laissant déjà voir des ilots de peau saine ; les squames sont beaucoup plus fines. Dans d'autres endroits, sur les épaules notamment, le tégument externe est absolument débarrassé, la peau est lisse et présente à peu près l'état normal.

Ces remarquables résultats ont été obtenus après 6 à 7 semaines de traitement.

L'observation de ce malade est si intéressante que malgré mon désir de ne pas multiplier les détails, je crois nécessaire d'en dire quelques mots.

M. X. est âgé de 49 ans 1/2. Son père, cardiaque, est mort à 68 ans. Sa mère à 60 ans. A deux frères vivants et bien portants. N'a lui-même

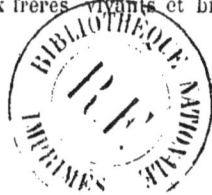

jamais été malade à être alité. Ayant quitté l'Espagne, son pays natal à 14 ans, il fut soumis dès son adolescence dans les colonies où il allait chercher fortune, à un travail qu'il supportait assez bien et qui, sans paraître excessif, n'était pas toujours en rapport avec les forces d'un adolescent. Il fut donc surmené de bonne heure. De là une dépression, une fatigue, que grâce à une vie très rangée, il parvint à vaincre en apparence ; mais qui eut sûrement un retentissement profond sur son organisme.

La seule affection qui l'arrêtât quelquefois, c'était des crises de rhumatismes musculaires. Habitant un pays humide aux bords de la mer, il en a présenté plusieurs atteintes et lorsque celles-ci se dissipèrent complètement, il commença à éprouver des poussées du côté de la peau, aux coudes, aux genoux, et enfin, toute la surface du corps, de la face, la tête se couvrant petit à petit. Ces poussées furent accompagnées d'un prurit parfois intense. M. X... dut abandonner ses affaires et vint consulter en Europe. Il commença par Paris, et s'adressa à nos spécialistes en dermatologie. Il se soumit à tous les traitement, à tous les régimes, aux méthodes les plus diverses, même à celle du curé Kneipp, après avoir tout tenté en France, promenant sa maladie dans les principales villes d'eaux de France et d'Allemagne, pendant 4 ans 1/2. A été soigné par M. Benier avant d'aller en Allemagne.

Extrêmement malade après sa cure d'eau froide *intus et extra*, pendant laquelle son psoriasis atteignit des proportions qu'il n'avait jamais présentées, M. X... résolut de quitter l'Allemagne et vint me consulter.

Il était à ce moment recouvert d'une telle couche de squames dures, sèches, épaisses. (Voir fig. XI, page 16) qu'il était vraiment hideux. Le malheureux en avait conscience, car à la première visite qu'il me fit, il me pria de le laisser attendre dans l'antichambre, son chapeau sur la tête et, le collet de son pardessus remonté jusqu'aux oreilles. C'était le type le plus complet que j'eusse rencontré en matière de psoriasis.

Aucune surface du corps n'était indemne de squames. L'infiltration dermo-épidermique était telle qu'il ne pouvait faire sans douleurs les mouvements de latéralité de la tête à droite et à gauche.

Ces mouvements n'étaient d'ailleurs, pas complets. Il lui était difficile de lever la tête en l'air, il portait celle-ci en arrière en soulevant le thorax.

Les oreilles étaient dures, épaisses, infiltrées. Le pavillon était raide et ne pouvait subir la plus légère flexion entre les doigts.

M. X... avait beaucoup maigri ; il ne dormait pas la nuit et marquait au dynamomètre : main droite : 97 — main gauche : 97 = 194.

Après la 7e injection, qui a été de 8 c. c. M. X... a marqué au dynamomètre : main droite 116 — main gauche 112 = 228.

Les squames se détachent facilement, elles sont plus fines. Les plaques, en général, présentent une pâleur marquée.

Les injections sont continuées ainsi, à la dose de 9 *c. c. pro die*, 3 fois avec des intervalles de 2 à 3 jours, entre les séances.

Grande amélioration générale. (Voir fig. XII.)

A partir de la 34e injection, le malade reçoit 10 c. c. par séance ; aussi voit-t-on le dynamomètre marquer :

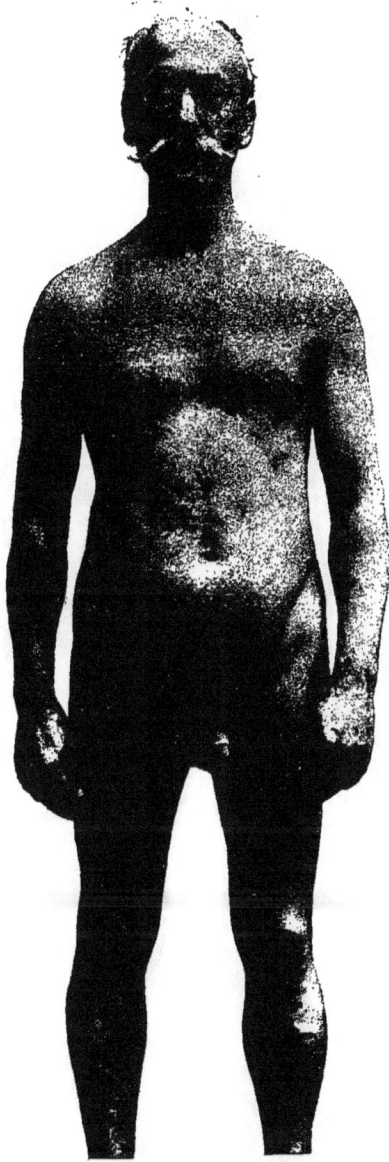

Fɪɢ. XIII. — Après la guérison.

Le tégument externe est complètement détergé: il n'existe plus une
surface squame, la face, le front, la tête sont complètement net-
toyés.

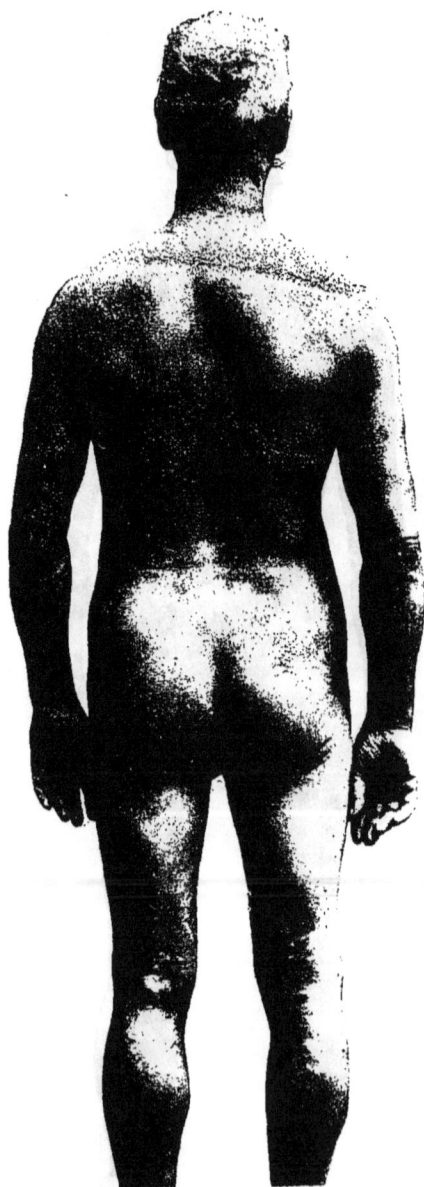

Fig. XIV. — Après la guérison.

Le tégument externe est complètement détergé. Il n'existe plus une
surface squameuse : aussi le bandeau qui recouvrait le front, la
tête, les yeux et une partie de la face, a été retiré.

A la 37ᵉ injection...................................... 235
» 44ᵉ » 238
» 47ᵉ » 254
» 53ᵉ » 266

Voilà donc un malade qui a gagné en trois mois environ 70 kilos de force, révélés au dynamomètre,pendant que graduellement l'état général se relevait, le sommeil reparaissait, et tous les phénomènes du côté de la peau : prurit, desquamation épithéliale, rougeurs, diminuaient d'abord pour disparaître bientôt complètement.

Le malade qui ne pouvait ni marcher, ni même se tenir debout quelque temps, par suite d'énormes varices qui lui causaient de vives douleurs et avaient nécessité le port d'un bas élastique à la jambe gauche put faire l'exercice à pied et bientôt abandonner même son bas.

En résumé, au bout de 64 injections exactement, ce malade, qui paraissait aux débuts un vieillard de 70 ans, vit l'embonpoint, les forces, le sommeil, l'appétit reparaître à un point tel qu'il n'avait jamais osé l'espérer, depuis qu'il était malade. Sa peau était complètement débarrassée et toutes ses fonctions, dont certaines étaient abolies depuis longtemps, furent récupérées.

Voir fig. XIII et XIV après la guérison, et les comparer avec la fig. XI, au moment où j'ai commencé le traitement.

RÉCAPITULATION

Soit 10 guérisons réalisées, 2 malades en traitement dont la guérison est assurée, 1 malade également en traitement et dont la guérison marche lentement ; enfin 2 insuccès par *suspension de la médication*. Tels sont les résultats obtenus. Ce qui donne 71.42 % de guérisons, si nous enlevons du pourcentage des guérisons le cas encore douteux que nous rangerons alors avec l'insuccès.

Mais peut-on appeler insuccès un cas où le malade suspend son traitement qui n'a pas compris, cette fois, la moitié de la durée ordinaire du traitement qui varie entre 1 mois et 3 mois ?

Avec l'autorité qui s'attache à tous ses travaux, le prof. Verneuil n'a-t-il pas été amené à considérer le cancer comme la dernière transformation de la diathèse urique, qui commence souvent par l'eczéma.

La Société de Dermatologie ne retentit-elle pas à chacune de ses séances de la lecture de travaux reconnaissant à l'eczéma une origine nerveuse ? Comment alors la refuser au Psoriasis qui nous apparaît comme une sorte de transition entre l'eczéma d'une part et le cancer épithélial.

Ici encore notre théorie du Psoriasis « tropho-névrose » trouve une interprétation rationnelle dans l'observation des phénomènes cliniques d'une part ; dans l'étude histologique du sang au cours de cette maladie et enfin dans les heureux résultats que donne le traitement interne par les injections organiques qui, en envigorant les centres nerveux, rendent à la peau une de ses fonctions défaillantes, celle de la papille épidermique.

N'est-ce pas là la plus éclatante démonstration que les liquides organiques contiennent la synthèse des éléments toniques, sédatifs, et régulateurs du système nerveux ?

CONCLUSIONS

En rangeant le Psoriasis, d'après mes analyses hématologiques, dans la catégorie des maladies dépendant d'une viciation, d'un trouble de la nutrition, on pourrait définir le Psoriasis : « Une « tropho-névrose, ayant son siège dans les centres nerveux et rele- « vant notamment du grand sympathique ; affection caractérisée « par la prolifération à la surface du corps de squames sèches, « épaisses, qui surviennent sous l'influence d'une déviation pro- « fonde de la nutrition laquelle frappe les fonctions de la peau. « Elle se caractérise macroscopiquement par la prolifération et « l'état squameux de l'épiderme, et microscopiquement par la pro- « lifération des éléments de la papille épidermique et notamment « des cellules eosinophiles. »

Tonifier donc le système nerveux sans imprimer de stimulation à l'organisme, exercer sur la viciation de la nutrition une impression qui ramène l'équilibre dans l'organisme par la régularisation des échanges nutritifs, action manifestée dès le début par l'augmentation des forces, le relèvement de la pression sanguine et par la récupération du sommeil qui seul permet au système nerveux de se charger ; enfin, modifier par suite les éléments constitutifs du sang qui présente une leucocytose et de l'eosinophilie comme l'indiquent les analyses de ce liquide que nous avons maintes fois répétées, tel est le problème que nous croyons avoir résolu en employant un traitement simple, basé sur l'origine nerveuse de la maladie, traitement facile, à la portée de tous, au lieu de ces pommades repoussantes qui ont constitué jusqu'ici le traitement par la méthode classique ou externe de la maladie, dont nous avons démontré l'impuissance et qui devra désormais céder la place au traitement interne, lequel nous a donné des résultats magnifiques dans des cas où les malades étaient réputés incurables.

En présence de ces résultats obtenus, la question de la guérison du psoriasis par la méthode des injections organiques de liquide orchitique appliquées à doses thérapeutiques suffisantes paraît devoir être considérée comme résolue.

P.-S. — Depuis l'époque de cette communication, trois faits d'une importance considérable ressortent de mes observations :

1º L'extrême tolérance des malades pour le liquide qu'on peut, lorsqu'*il est pur*, bien préparé, c'est-à-dire aseptique, injecter à la dose relativement énorme de 20 (vingt) à 30 (trente) centimètres cubes par séance.

Seule la pratique quotidienne de ces affections et des liquides permet d'arriver à de telles doses que certains malades supportent bien et que parfois ils réclament même. Je croyais autrefois que 10 cc. étaient le maximum qu'on put atteindre. On voit combien nous sommes loin de ces quantités aujourd'hui.

2° Le psoriasis n'est pas la seule affection qui bénéficie de la méthode ; mais bien toutes les affections cutanées d'ordre neurotique. Je citerai, comme type, l'*eczéma* qui guérit avec une facilité, d'autant plus étonnante, que souvent il a résisté, pendant de longues années, à tous les traitements imaginés contre lui.

Un fait tout récent que j'ai eu l'occasion d'observer trouvera sa place ici :

Mme X... âgée de 54 ans, est atteinte depuis 20 ans d'un eczéma variqueux qui a envahi les deux membres inférieurs, et s'étend depuis l'extrémité des orteils, jusqu'aux deux tiers inférieur des cuisses. L'éruption a envahi les membres à la manière d'un enduit protecteur, d'une sorte de cuirasse qui recouvre toutes les surfaces.

Les jambes sont très œdématiées. Elles présentent un suintement continuel qui laisse à sa suite des croûtes jaunâtres lesquelles se détachent sous l'influence des démangeaisons vives dont les membres sont le siège.

La malade depuis 20 ans, a consulté tous nos maîtres en dermatologie. Elle est très sceptique à l'égard d'une méthode nouvelle, ayant essayé tous les traitements préconisés en ces derniers temps ; aussi est-ce plutôt afin de satisfaire au désir de sa fille qu'elle se décide à se confier à mes soins.

Les injections furent commencées le 16 novembre 1894, à la dose de 3 cc. d'emblée. Je les poussai rapidement en augmentant d'un centimètre cube par jour, jusqu'à la dose de 10 cc. *pro die*, les séances ayant lieu tous les deux jours.

Du 16 *novembre* 1894 au 11 *mars* 1895, la malade reçoit exactement 40 *injections*.

A cette date, Mme X... dont l'amélioration se caractérisait continuellement d'une séance à l'autre, était *complètement guérie*. Il n'existait plus ni enflure des jambes qui ont diminué des deux tiers, ni démangeaisons. Tout suintement avait disparu : la peau lisse, sans croûtes, avait repris son aspect normal. La malade dont le sommeil était troublé autrefois par les démangeaisons dormait profondément. Les forces avaient reparu et elle pouvait se livrer à la marche, exercice dont elle était privée depuis fort longtemps.

3° La troisième observation qui ressort de mes travaux a trait à la syphilis, qui se rencontre chez les psoriasiques, et sur laquelle je tiens, dès aujourd'hui, à appeler l'attention, peut se résumer en ceci :

A. La syphilis qui évolue chez le psoriasique est *constamment masquée* par le psoriasis.

B. Pour guérir la syphilis il faut commencer par soigner et arriver d'abord à vaincre le psoriasis. Dès que celui-ci est apaisé dans ses manifestations, on *voit alors évoluer la syphilis* avec d'autant plus d'activité qu'elle est débarrassée de la compression qu'exerçait sur elle le psoriasis. Le traitement spéficique donne dans ces cas les meilleurs résultats, alors que l'organisme primitivement entaché de psoriasis offrait une grande barrière à son action.

Ce point présente, dans la pratique, une importance capitale, aussi ai-je cru devoir le signaler à l'attention, me réservant de traiter plus longuement, dans un travail spécial, ce sujet avec tout le développement qu'il comporte.

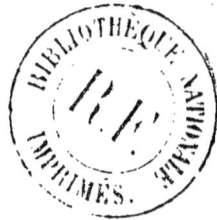

Clermont Oise). — Imprimerie Daix frères, 3, place Saint-André.

www.ingramcontent.com/pod-product-compliance
Lightning Source LLC
Chambersburg PA
CBHW070156200326
41520CB00018B/5418